BEI GRIN MACHT SICH IHR WISSEN BEZAHLT

AF131165

- Wir veröffentlichen Ihre Hausarbeit,
  Bachelor- und Masterarbeit

- Ihr eigenes eBook und Buch -
  weltweit in allen wichtigen Shops

- Verdienen Sie an jedem Verkauf

Jetzt bei www.GRIN.com hochladen
und kostenlos publizieren

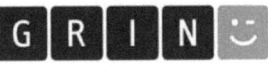

Bibliografische Information der Deutschen Nationalbibliothek:

Die Deutsche Bibliothek verzeichnet diese Publikation in der Deutschen National-
bibliografie; detaillierte bibliografische Daten sind im Internet über http://dnb.d-
nb.de/ abrufbar.

Impressum:

Copyright © 2017 GRIN Verlag, Open Publishing GmbH
Druck und Bindung: Books on Demand GmbH, Norderstedt Germany
ISBN: 9783668429994

Dieses Buch bei GRIN:

http://www.grin.com/de/e-book/356544/praxisbericht-ergotherapie-aus-dem-fach-
bereich-neurologie

Stefan Wolff

Praxisbericht Ergotherapie aus dem Fachbereich Neurologie

GRIN Verlag

GRIN - Your knowledge has value

Der GRIN Verlag publiziert seit 1998 wissenschaftliche Arbeiten von Studenten, Hochschullehrern und anderen Akademikern als eBook und gedrucktes Buch. Die Verlagswebsite www.grin.com ist die ideale Plattform zur Veröffentlichung von Hausarbeiten, Abschlussarbeiten, wissenschaftlichen Aufsätzen, Dissertationen und Fachbüchern.

Besuchen Sie uns im Internet:

http://www.grin.com/

http://www.facebook.com/grincom

http://www.twitter.com/grin_com

Schriftlicher Bericht

im Fachbereich Neurologie

Große Sichtstunde

Inhaltsverzeichnis

1. Beschreibung des Krankheitsbildes

1.1 Krankheitsbild

Herr M. erlitt eine rechtsfrontale intrazerebrale Blutung (ICB) mit Ventrikeleinbruch bei hypertensiver Entgleisung.

1.2 Definition

Unter einer ICB versteht man eine venöse oder arterielle Blutung im inneren des Hirnschädels und im Bereich des Gehirngewebes. Durch die Blutung wird das Hirngewebe komprimiert bzw. geschädigt. Durch die Schädigung kommt es zu Funktionsstörungen des betroffenen Gebietes und schließlich zum Absterben des Gewebes selbst.[1] Speziell auf meinen Klienten bezogen handelt es sich um eine Parenchymblutung. Eine Parenchymblutung entsteht dann wenn, es innerhalb der Pia mater zum Platzen eines Gefäßes kommt.[2] Bei Ventrikeln handelt es sich um spezielle Hohlräume im Gehirn, in dem sich der Liquor befindet. Wenn es durch eine Blutung zu Veränderungen der Ventrikel kommt, kann es zu einem Ventrikeleinbruch kommen.[3] Eine hypertensive Entgleisung ist ein abnormer Anstieg des systolischen Blutdrucks. Eine hypertensive Entgleisung kann sich innerhalb von wenigen Stunden entwickeln. In der Regel treten Symptome wie starke Kopfschmerzen, Schwindel und Übelkeit auf.[4]

1.3 Ursachen

Es gibt verschiedene Ursachen die eine ICB auslösen können. Zum einen kann ein Trauma, d.h. eine Gewalteinwirkung von außen das Gehirn und die umliegenden Strukturen so schädigen, dass es zu einer Blutung in das Gehirn kommt. Gerade wenn der betroffene Mensch Gerinnungshemmende Medikamente einnimmt, stellt dies eine große Gefahr einer Blutung bei einem traumatischen Ereignis da. Bei meinem Klienten, der im Verlauf des Berichtes noch näher beschrieben wird besteht der Verdacht, dass eine Hypertonie (Bluthochdruck) die Gefäße so geschädigt hat, dass eine Arteriosklerose entstanden ist. Dadurch sind die Arterien so porös geworden, dass sie gerissen sind und somit die gefährliche Blutung entstanden ist. Ein Aneurysma kann ebenfalls die Ursache für eine ICB sein. Aneurysma sind Aussackungen in den Arterien die platzen können. Seltener sind entzündliche Prozesse wie z.B. ein Gehirntumor die Ursache für eine ICB.[5]

[1] Vgl. Diener, Hans-Christopher et al. 2010, S. 212 f.
[2] Vgl. Hacke, Werner et al. 2012, S. 431
[3] Vgl. Hacke. 2010, S. 232
[4] Vgl. Kolloch, Rainer; Rosenthal, Julius. 2004, S. 545
[5] Vgl. Raabe, Andreas; Rohde, Veit. 2011, S. 139.

1.4 Risikofaktoren

Der wohl relevanteste Risikofaktor für eine ICB Blutung ist die arterielle Hypertonie. Bei einer arteriellen Hypertonie ist der Blutdruck des arteriellen Gefäßsystems chronisch erhöht, wodurch einer Arteriosklerose, also eine Gefäßwandverhärtung begünstigt wird. Durch die Gefäßwandverhärtung kommt es zu einer Ablagerung von Blutfetten und zur Bildung von Thromben. Der Einsatz von Gerinnungshemmenden Medikamenten zur Behandlung von z.B. ischämischen Schlaganfällen oder zur Vorbeugung von tiefer Beinvenenthrombosen oder auch Lungenembolie erhöht das Risiko einer ICB Blutung. Eine ungesunde Lebensführung kann das Risiko einer ICB erhöhen. Menschen die Rauchen oder einen erhöhten Alkohol-konsum haben, gehören zu den Risikogruppen. Ebenfalls erhöht der Konsum von Drogen das Risiko deutlich.[6]

1.5 Epidemiologie

Etwa 15 Prozent der Schlaganfälle entstehen aufgrund einer Hirnblutung wie der ICB. Ein Unterschied zwischen Männern und Frauen ist nicht auszumachen. Allerdings nimmt mit dem Alter die Wahrscheinlichkeit unter einer ICB zu leiden deutlich zu. Über die Hälfte der ICB sind Massenblutungen, meist aufgrund einer lang bestehenden Hypertonie.[7]

1.6 Mögliche Symptome auf Ebene der Körperfunktionen (ICF)

Symptome einer ICB kommen einem Schlaganfall gleich. Zunächst unmittelbar während der Entstehung der Erkrankung d.h. während der Einblutung treten starke Kopfschmerzen und Übelkeit meist verbunden mit Erbrechen auf. Zum anderen treten plötzlich neurologische Ausfälle wie z.B. eine Hemiparese (plötzlich auftretende, auf eine Körperseite beschränkte Schwäche) oder auch eine Hemiplegie auf (auf eine Körperseite beschränkte Lähmung) die meist Arm, Bein und Gesichtsbetont sind. Zudem können Bewusstseinseintrübungen auftre-ten, so dass der betroffene Mensch nur noch bedingt ansprechbar ist. Zu den Hemiparesen oder Hemiplegien können Hypästhesien auftreten. Hypästhesien sind Missempfindungen wie z.B. brennende Schmerzen auf der Haut.[8] Ebenfalls können Aphasien auftreten. Darunter werden Sprachstörungen verstanden sich z.B. im fehlenden Sprachantrieb oder Inhaltsarme Sprache verdeutlichen können. Menschen mit einer ICB leiden häufig unter akuten Sehstö-rungen. Häufig sehen die betroffenen Menschen Doppelbilder. Ein weiteres Symptom kön-nen Dysphagien sein. Dysphagien sind Schluckstörungen die die selbständige Nahrungsauf-nahme beeinträchtigen.

---

[6] Vgl. Raabe, Andreas; Rohde, Veit. 2011, S. 139 ff.
[7] Vgl. Internet: AOK Die Gesundheitskasse
[8] Vgl. Hacke. 2010, S. 59, 231

1.7 Zu erwartende Auswirkungen der Erkrankung auf Ebene von Aktivitäten

Die Teilhabe am täglichen Leben und die damit verbundenen Aktivitäten hängen immer stark von dem Ausmaß der ICB ab. Meist ist allerdings die Teilhabe bei einer solchen Erkrankung erheblich eingeschränkt. Durch die zahlreichen körperlichen Symptome die die ICB mit sich bringt, sind viele Alltagsaktivitäten beeinflusst. Durch die Hemiparese ist auf einer Körperseite die Motorik maßgeblich beeinflusst. Das bedeutet, dass selbstverständliche Handlungen wie z.b. das anziehen von Socken oder Hosen zu einer Herausforderung wird. Zu den Körperlichen Symptomen kommen natürlich die kognitiven Defizite die Auswirkungen auf die Aktivität und Teilhabe am gesellschaftlichen Leben eines Menschen nehmen. Die Sprache kann beeinflusst sein, so dass die Kommunikation mit anderen Menschen erschwert oder im schlimmsten Fall überhaupt nicht mehr möglich ist.

1.8 Medizinische Diagnostik

Als erstes ist fest zu halten, dass bei einer ICB eine schnelle Untersuchung und eine möglichst schnelle Diagnose von großer Bedeutung ist. Grundsätzlich wird bei jedem Patienten zunächst die Bewusstseinslage und die Funktion verschiedener Nerven überprüft. Durch eine Computertomographie (CT) lässt sich eine Blutung im Gehirn schnell erkennen und das Ausmaß der Blutung sowie dessen genaue Position bestimmt werden. Eine Alternative zum CT ist die Kernspintomografie, die ebenfalls genaue Aufschlüsse über das Krankheitsgeschehen gibt. Durch Blutuntersuchungen können Mediziner herausfinden inwieweit eine Gerinnungsstörung die Ursache für die Blutung im Gehirn ist.[9]

1.9 Medizinische Erstmaßnahmen

Als Erstmaßnahme wird die schnelle Senkung des Blutdrucks vorgenommen. Dies dient als Vorbeugung einer Nachblutung und erneuten Blutungen. Bei einer Blutung im Gehirn erhöht sich meist auch die Körpertemperatur. Das bedeutet, dass die Regulierung der Körpertemperatur als Erstmaßnahme von großer Bedeutung ist. Durch die Senkung der Körpertemperatur wird das Kreislaufsystem entlastet und reguliert. Des Weiteren müssen Patienten mit einer ICB immer in der Klinik behandelt werden. Es besteht die Gefahr, dass der Hirndruck durch die Blutung ansteigt und somit das Gehirn weitere Schäden nimmt. Wenn der Hirndruck zu stark ansteigt ist ein operativer Eingriff notwendig um den Hirndruck zu senken und damit das Leben des Patienten zu retten.[10]

---

[9] Vgl. Internet: AOK Die Gesundheitskasse
[10] Vgl. Andrea Susanne et al., S. 410 f.

2. Daten des Klienten

Name: Herr M.

Alter: 48 Jahre

Familienstand: Herr M. ist nicht verheiratet und hat keine Kinder. Er lebt mit seiner Lebensgefährtin zusammen.

- *Diagnose:*

  Z.n. rechtsfrontaler ICB mit Ventrikeleinbruch bei hypertensiver Entgleisung.

- *Hauptbehinderungssyndrom:*

  Herr M. leidet unter einer stark ausgeprägten spastischen linksbetonten Hemiparese die ihm eine selbstbestimmte Lebensführung erschwert. Zu den körperlichen Symptomen kommt eine Einschränkung der kognitiven Flexibilität welche sein Handeln beeinflusst.

- *Ergotherapie seit, Frequenz, Dauer der Behandlung*

  Herr M. erhält seit seiner Erkrankung am 15.09.2009 und der stationären Aufnahme in dem neurologischen Rehabilitationszentrum der Godeshöhe regelmäßig Ergotherapie. Aktuell besucht er regelmäßig dreimal die Woche die therapeutische Ambulanz der Godeshöhe und erhält Ergotherapie. Eine motorisch funktionelle Therapieeinheit in der therapeutischen Ambulanz dauert 45 Minuten. Zusätzlich erhält Herr M. in der Ergotherapie neurophysiologisch orientierte Behandlungseinheiten die 30 Minuten dauern.

- *Aktuelle Lebenssituation*

  Herr M. wohnt mit seiner Lebensgefährtin in einer Mietwohnung in der Umgebung von Bonn. Herr M. ist Beamter bei der Berufsgenossenschaft in Bonn und geht dort täglich seiner Arbeit nach.

- *Soziale Anamnese*

  Laut eigener Aussage ist Herr M. in Bonn geboren. Er besitzt die deutsche Staatsangehörigkeit und spricht die deutsche Sprache. Das Paar hat keine Kinder. Seine Partnerin unterstützt Herrn M. in jeglichen Lebenssituationen, so dass er nicht auf Pflegepersonal angewiesen ist. Die Eltern von Herrn M. sind bereits verstorben. Er gehört der evangelischen Konfession an. Er hat eine jüngere Schwester die ebenfalls in Bonn lebt. Er pflegt den Kontakt zu seiner Schwester und legt Wert auf diesen. Freunde von Herrn M. leben ebenfalls in der näheren Umgebung. Im Allgemeinen führt Herr M. mit seiner Partnerin ein sehr geselliges Leben. Am Wochenende unternehmen sie gemeinsam viel und erhalten Besuch von Freunden.

- *Medizinische Anamnese*

Laut Akte wurde Herr M. am 15.09.2009 bewusstlos zu Hause aufgefunden. Im CCT wurde eine rechtshemisphärische Parenchymblutung mit deutlicher Mittellinienverlagerung und hydrocephalem Aufstau festgestellt. Zur Behandlung wurde eine Stahlnadel rechts frontal angebracht. Wegen einer beginnenden Anisokorie (Unterschied in den Pupillenweiten der Augen) rechts und links erfolgte eine mikrochirurgische Blutungsentfernung über eine rechts frontolaterale Kraniotomie. Herr M. litt an einer Dyspahgie (Schluckstörung) und einen Pupillenisokor, welche sich mit der Zeit zurück gebildet haben. Des Weiteren litt Herr M. unter Orientierungsstörungen. Aufgrund seiner Harninkontinenz musste Herr M. mit einem Dauerkatheter versorgt werden. Zum aktuellen Zeitpunkt leidet Herr M. an einer spastisch linksbetonten Hemiparese, Antriebsminderung, Dysarthrophonie und unter geringer Kognitiver Flexibilität. Vor der ICB litt Herr M. an der arteriellen Hypertonie und einer Nosokomialen Pneumonie (Lungenentzündung). Seit seiner stationären Aufnahme in der neurologischen Rehabilitationsklinik Godeshöhe erhält Herr M. zusätzlich zur Ergotherapie sowohl Physiotherapie als auch Logopädie.

- *Schulische / Berufliche Anamnese*

Herr M. erwarb sein Abitur und machte danach eine Ausbildung bei der Berufsgenossenschaft. Seit 1991 arbeitet Herr M. als Beamter täglich von 9:00 bis 14:00 Uhr.

3. Ergotherapeutischer Befund

3.1 Ersteindruck

Die erste Kontaktaufnahme mit Herr M. war während der Therapie bei meiner Anleiterin Frau T. Wir begrüßten Herr M. im Wartebereich der Therapeutischen Ambulanz. Ich begrüßte Herr M. und reichte ihm meine Hand. Auch er begrüßte mich sehr freundlich und zugewandt. Ich stellte mich kurz mit Nachnamen vor und erklärte ihm, dass ich Praktikantin sei und bei der Therapie gerne zuschauen würde. Er machte einen sehr offenen Eindruck und willigte direkt ein, dass ich ihn begleiten dürfte. Zunächst hatte ich Schwierigkeiten Herr M. zu verstehen wenn er mit mir sprach und mich etwas fragte, da seine Sprache durch die Erkrankung etwas verwaschen ist. Zudem spricht er einen leichten rheinischen Dialekt. Im Verlauf der Therapie konnte ich mich jedoch sehr gut in seine Sprache hinein hören und ihn besser verstehen. Vom ersten Moment an wirkte Herr M. auf mich sehr sympathisch. Er ist ein eher ruhiger und zurückhaltender Mensch. Im Verlauf der Therapie bat mir Herr M. das Du an, was ich gerne annahm.

3.2 Äußeres Erscheinungsbild

Herr M. ist ca. 1,68 cm groß und wiegt ca. 90 kg. Er hat braunes kurzes Haar welches er immer ordentlich frisiert trägt. Auch seine Kleidung ist immer aufeinander abgestimmt. Meist trägt er eine blaue Jeanshose und ein Hemd mit Pullover. Als Schuhwerk trägt Herr M. immer seine festen schwarzen Spezialschuhe. Diese Schuhe benötigt er, um beim Gehen Sicherheit zu gewinnen. Herr M. hat ein mitteleuropäisches. Er trägt eine Brille und am linken Handgelenk eine Uhr. Außerdem einen Ring am Ringfinger der linken Hand und eine goldene Kette. Insgesamt kann man sagen, dass er ein sehr gepflegtes äußeres Erscheinungsbild hat. Herr M. kommt mit dem Rollstuhl in die therapeutische Ambulanz hat aber immer einen Gehstock mit dem er in der Lage ist kurze Strecken zu gehen. Besonders auffallend ist bei Herr M., die spastische Hemiparese links. Sein linker Arm ist in einer starken Beugespastik. Sein linker Fuß ist nach innen rotiert in leichter Spitzfußstellung. Insgesamt ist auch das Bein hyperton da es beim Gehen sehr steif zu sein scheint.

3.3 Personenbezogene Faktoren

Im Gespräch mit Herr M. wird deutlich, dass er großen Wert darauf legt seine Wochenenden aktiv zu gestalten und mit seiner Lebensgefährtin Ausflüge zu machen. Oft erzählt mir Herr M. von seinen Ausflügen und berichtet was er erlebt hat. Immer wieder wird deutlich, dass es ihm wichtig ist seine Freundschaften zu pflegen. Meist werden die Ausflüge dazu genutzt Freunde zu besuchen oder Freunde im häuslichen Umfeld zu empfangen. Ein weiterer wichtiger Punkt für Herrn M. ist es, am Nachmittag die Nachrichten zu schauen weil es ihm viel bedeutet über die aktuelle Situation auf der Welt Bescheid zu wissen. Das Nachrichtenschauen ist für ihn eine Gewohnheit, die er jeden Tag durchführt. Auch das selbständige Arbeiten bei der Berufsgenossenschaft ist ein wichtiger Aspekt in seinem Leben. Die Arbeit bedeutet Ihm viel und bringt ihm ein Stück Selbständigkeit und Autonomie zurück.

3.4 Aktivitäten und Teilhabe

Im Rahmen des COPM (Canadian Occupational Performance Measure) wurden folgende bedeutungsvolle und durch die Erkrankung eingeschränkte Aktivitäten von Herr M. benannt. Im Bereich der Selbstversorgung fällt es Herr M. schwer sich selbständig die Socken an- und auszuziehen. Durch die starke Spastik im linken Arm und im linken Bein schafft er es nur bedingt seinen Oberkörper so weit in Vorlage zu bringen, dass er mit seinem weniger betroffenen Arm seine Füße erreicht. Zudem sorgt die Spastik dafür, dass sein linkes Bein immer in Streckung gerät und somit der Abstand zu seiner Hand noch größer wird. Unter anderem ist es für Herr M. eine große Herausforderung die entsprechende Feinmotorische Geschicklichkeit in der rechten Hand zu erlagen um einen Socken nur mit einer Hand über den Fuß zu ziehen. Auch das selbständige an- und ausziehen der Hose fällt Herr M. sehr schwer. Durch die Spastik im linken Arm muss er alles mit einer Hand machen. Ebenso erschwert das steife linke Bein die Betätigung. Sein Fuß ist in leichter Spitzfußstellung und Supination, so dass der Fuß nicht ohne weiteres durch die Hosenbeine zu führen ist.

Selbständiges Schuhe an- und ausziehen ist Herrn M. nicht möglich. Es ist wichtig, dass Herr M. immer festes Schuhwerk trägt da er sonst zu wenig Kontrolle über seinen Gang hat. Die Schuhe müssen über die Sprunggelenke gehen und fest geschnürt werden, so dass die Füße stabilisiert werden. Durch die Spastik im linken Arm kann Herr M. nur seinen rechten Arm einsetzten. Die eingeschränkte Oberkörpervorlage behindert die Betätigung für das Schuhe anziehen. Der linke Fuß ist durch die Spastik, die Spitzfußstellung und Supinationsstellung sehr unbeweglich, so dass es nur schwer möglich ist den Fuß selbständig in den Schuh zu bringen.

Da Herr M. durch seine Erkrankung ein unsicheres Gangbild hat, besteht die Gefahr dass er stürzen könnte. Deswegen ist es für Ihn sehr wichtig, selbständig vom Boden aufzustehen beziehungsweise in der Ergotherapie zu erlernen wie er eine Hilfsperson anleiten kann ihm beim Aufstehen zu unterstützen. Aufgrund seiner körperlichen Einschränkungen und der kognitiven Defizite fällt dies Herrn M. sehr schwer. Eine weiter wichtige Aktivität für Herrn M. ist das selbständige Aufstehen von verschieden hohen Sitzgelegenheiten. Auch bei dieser Aktivität fehlt ihm zu den körperlichen Einschränkungen die Kompetenz, einen Handlungsplan aufzustellen, Probleme bei der Durchführung zu erkennen, diese zu verändern und strukturiert vorzugehen.

Im Bereich der Produktivität fällt es Herrn M. schwer sich selbst eine Mahlzeit zu zubereiten oder gemeinsam mit seiner Freundin zu kochen. Da das gemeinsame Kochen vor der Erkrankung von Herr M. für das Paar eine gemeinsame und wichtige Aktivität war, hat dies eine große Bedeutung für Herrn M. Durch die Hemiparese ist Herr M. gezwungen feinmotorische Handlungen die zum Mahlzeiten zubereiten gehören ausschließlich mit seiner weniger betroffenen Hand zu machen. Beim Zubereiten fehlt ihm die linke Hand um Lebensmittel fest zu halten und zu fixieren.

Bei allen Aktivitäten die Herr M. im COPM genannt hat, spielen nicht nur die physischen Einschränkungen eine große Rolle sondern auch kognitive Defizite. Herr M. fällt es häufig schwer seine Handlungen zu strukturieren und Probleme während der Handlung zu erkennen und Lösungen für das Problem zu entwickeln. Außerdem hat er Schwierigkeiten mit der geteilten Aufmerksamkeit. Wenn Herr M. eine für ihn schwierige Handlung durchführt muss er sich mit seiner vollen Aufmerksamkeit darauf konzentrieren. Er schafft es nicht dabei zu sprechen oder seine Aufmerksamkeit zu teilen und weitere Aspekte zu beachten.

3.4.1 Lernen und Wissensanwendung

- *Aufmerksamkeit fokussieren*

Herr M. ist in der Lage seine Aufmerksamkeit zu fokussieren. Gerade in der Therapie wird deutlich, dass er sich wenig von äußeren Reizen wie weitere Personen in dem Therapieraum ablenken lässt. Er schafft es, seine Handlungen während der Therapie konzentriert durch zu führen.

- *Lesen*

Herr M. ist in der Lage zu lesen. Laut eigener Aussage und der Aussage der Lebensgefährtin muss Herr M. auf der Arbeit bei der Berufsgenossenschaft eingehende Post lesen und bearbeiten. Hierbei fühlt er sich sehr sicher und kann dessen Inhalte verstehen und bearbeiten. Ebenfalls liest er als Therapie in der Logopädie.

- *Rechnen*

Herr M. hat genügend Mathematische Grundkenntnisse und kann diese in seinem Alltag umsetzen. Er ist in der Lage z.b. Lebensmittel zu bezahlen und zu prüfen, inwieweit das Wechselgeld stimmt. Wenn es allerdings um aufwendigere Rechenaufgaben geht, übernimmt dies seine Lebensgefährtin.

- *Schreiben*

Herr M. muss auf der Arbeit bei der Berufsgenossenschaft täglich auf dem Computer schreiben. Die Post die er erhält wird von ihm schriftlich bearbeitet. Er ist in der Lage schriftliche Informationen zu bearbeiten und selbst zu produzieren.

- *Problem lösen*

Probleme zu lösen stellt für Herr M. eine größere Herausforderung dar. Deutlich wird dies in vielen Therapiesituationen. Es fällt Herrn M. sichtlich schwer zunächst das Problem in der Handlung zu erkennen, und eine Lösungsstrategie dafür zu entwickeln. Für ihn ist es z.B. Problematisch im Sitzen selbständig sein betroffenes Bein auf die Fußstütze vom Rollstuhl zu heben. Selbst hat er kaum Ideen dieses Problem anzugehen. Wenn er versucht sein Bein auf die Stütze zu bringen und es ihm nicht gelingt, versucht er es immer wieder auf die gleiche Art und Weise ohne nach neuen Lösungswegen zu suchen.

- *Entscheidungen treffen*

In Therapie Situationen fällt auf, dass es Herrn M. schwer fällt selbständig Entscheidungen zu treffen. Wenn es darum geht zu entscheiden, welche Betätigung ihm wichtig ist oder welche Betätigung als nächstes in der Therapie geübt werden soll, braucht er immer etwas Unterstützung seitens des Therapeuten und seiner Lebensgefährtin. Immer wieder wird er dazu ermuntert selbst Entscheidungen zu treffen ob z.B. ein Hilfsmittel für die Betätigung mit eingesetzt wird oder nicht. Er wird in der Therapie gefordert sich für oder gegen den Einsatz eines Hilfsmittels zu entscheiden (z.B. Einsatz eines Gurtes um sein Bein selbständig auf die Fußstütze zu stellen). Es fällt ihm schwer, sein Betätigungsproblem adäquat einzuschätzen und angemessene Entscheidungen dafür zu treffen.

3.4.2 Allgemeine Aufgaben und Anforderungen

- *Einzelne Aufgaben übernehmen*

Herr M. ist durchaus in der Lage ihm bekannte Aufgabe durchzuführen. Wenn die Aufgabe jedoch komplex und neu für ihn ist, fällt es ihm meist schwer seine Handlung zu strukturieren oder auch Materiealien dafür zu Organisieren. Meist braucht er Hilfestellung seitens des Therapeuten der ihm verdeutlicht welche Aspekte z.B. beim Falten eines Kleidungsstückes wichtig sind.

- *Tägliche Routine durchführen*

Herr M. ist in der Lage seine tägliche Routine durchzuführen. Er ist in der Lage regelmäßig und zuverlässig auf seiner Arbeit und bei der Therapie zu erscheinen. Er erscheint immer sehr pünktlich. Es kommt kaum vor das Herr M. seine Therapie absagt oder verhindert ist. Auch zuhause übernimmt er kleine Aufgaben wie z.B. das Ausräumen der Spülmaschine selbständig und eigenverantwortlich.

3.4.3 Kommunikation

- *Kommunizieren als Empfänger gesprochener Mitteilungen*

Herr M. versteht Anleitungen während der Therapie gut und versucht diese dann auch so gut wie möglich umzusetzen. Auf Fragen bezüglich seiner Freizeit kann er adäquat Antworten und signalisiert so, dass er die Fragestellung genau verstanden hat.

- *Sprechen*

Im Gespräch mit der Logopädin von Herrn M. wird deutlich das Herr M. unter einer Dysarthrophonie leidet. Eine Dysarthrophonie ist eine zentrale Störung der Sprachmotorik, die sich in einer Artikulationsstörung, Stimmbildungsstörung äußert. Da Herr M. eine verkürzte Ausatmungsphase hat auf der normalerweise Gesprochen wird, ist er gezwungen nur kurze Sätze zu bilden und immer wieder Pausen zwischen den Sätzen zu machen. Dies ist auch der Grund, dass sich die Sprache von Herr M. immer sehr „gepresst" anhört.

- *Konversation*

Herr M. ist in der Lage sich mit anderen Menschen zu unterhalten. Allerdings fällt auf, dass es ihm eher schwer fällt eigene Fragen an den Gesprächspartner zu richten. Häufig muss daher der Therapeut selbst Fragen an Herrn M. formulieren um das Gespräch aufrecht zu halten. Aufgrund der Dysarthrophonie kann er keine langen Sätze bilden und Antwortet dadurch nur mit kurzen Sätzen.

- *Kommunikationsgeräte und Techniken*

  Da Herr M. auf der Arbeit täglich mit dem Computer arbeitet, weiß er diesen auch zu bedienen. Herr M. besitzt zudem ein eigenes Telefon mit dem er neben dem telefonieren auch abgespeicherte Telefonnummern suchen und weiter geben kann.

3.4.4 Mobilität

- *Feinmotorischer Handgebrauch*

  Mit der linken Hand ist Herr M. nicht in der Lage Gegenstände zu manipulieren oder zu transportieren. Die spastische Hemiparese von Herr M. ist links so stark ausgeprägt, dass der Arm in einer starken Beugespastik ist und die Hand fest geschlossen ist. Mit der rechten Hand ist Herr M. in der Lage feinmotorisch zu arbeiten. So schafft er es z.b. mit dieser Hand Gegenstände zu greifen und zu manipulieren.

- *Sich Hinlegen*

  Herr M. kann sich selbständig hinlegen. Er schafft es sich selbständig vom sitzen auf die Therapiebank zu legen und dort alle geforderten Positionen wie Rückenlage, Seitlage und Bauchlage ein zu nehmen.

- *Sitzen*

  Herr M. wartet immer im Sitzen im Wartebereich der therapeutischen Ambulanz. Er setzt sich selbständig von seinem Rollstuhl auf einen Stuhl um. Auch das freie Sitzen z.B. auf der Therapiebank gelingt ihm ohne Hilfestellung.

- *Gehen*

  Herr M. geht kurze Strecken zu Fuß und benötigt dafür einen Gehstock auf seiner rechten Seite. Die kurze Strecke vom Wartebereich der therapeutischen Ambulanz bis in den Therapieraum geht er immer selbständig und ohne fremde Aufforderung. Länger Strecken wie z.B. auf seinen Ausflügen mit seiner Lebensgefährtin durch Bonn, schafft er nicht ohne seinen Rollstuhl. Durch das Gespräch mit dem Physiotherapeuten von Herrn M. wird deutlich, dass er in der Physiotherapie an der Erweiterung seiner Gehstrecke arbeitet und dabei auch gute Fortschritte macht.

- *Treppe steigen*

Herr M. ist in der Lage Treppen zu steigen wenn er als Unterstützung ein Geländer hat an dem er sich fest halten kann. Treppen zu steigen wurde mit Herrn M. in der Physiotherapie trainiert.

- *Ein Fahrzeug fahren*

Herr M. fährt seit seiner Erkrankung kein Auto mehr. Durch seine starke Spastik im linken Arm und Bein fällt es Herr M. schwer ein Auto zu lenken und alle nötigen Funktionen zu bedienen. Außerdem fällt es ihm schwer im Straßenverkehr angemessen zu reagieren.

- *Ein Transportmittel benutzen*

Herr M. benutzt selbständig keine Transportmittel. Meist bringt ihn ein Fahrdienst zur Arbeit oder zur therapeutischen Ambulanz. In seiner Freizeit ist er immer gemeinsam mit seiner Lebensgefährtin und dessen Auto unterwegs. Herr M. ist daher nicht darauf angewiesen mit dem Bus oder der Bahn zu fahren. Daher stellt er sich dieser Herausforderung auch nicht.

3.4.5 Selbstversorgung

- *Sich waschen*

Herr M. wäscht sich weitestgehend selbständig. Gerade das waschen von seinen Haaren und des linken Oberkörpers fällt ihm leicht. Schwieriger wird es für ihn seine rechte Körperhälfte zu waschen oder seine Füße. Dies übernimmt dann seine Lebensgefährtin für ihn.

- *Einzelne Körperteile pflegen*

Herr M. kann teilweise die Pflege einzelner Körperteile selbstständig übernehmen. Er putzt sich laut eigener Aussage z.B. selbständig die Zähne. Er kann sich das Gesicht waschen und eincremen. Fingernägel schneiden oder Fußnägel schneiden übernimmt seine Lebensgefährtin da er selbst durch seine starken körperlichen Einschränkungen dazu nicht in der Lage ist.

- *Die Toilette benutzen*

Seit seiner Erkrankung ist Herr M. auf einen Katheter angewiesen, da er selbständig nicht mehr in der Lage ist seine Ausscheidung zu kontrollieren. Herr M. ist aber neuerdings sehr wohl in der Lage seinen Katheterbeutel selbständig zu leeren wenn er voll ist.

- *Ankleiden*

In der Ergotherapie wurden gemeinsam Strategien mit Herr M. geübt, wie er sich selbständig den Oberkörper an und auskleiden kann. Dies beherrscht Herr M. nun und führt dies auch selbständig zu Hause durch. Das an- und ausziehen der Hose und Socken fällt Herr M. noch sehr schwer bzw. ist für Ihn selbständig nicht möglich. Durch die starke Spastik und den Umfang seines Bauches fehlt es Herr M. an Oberkörpervorlage und Beweglichkeit.

- *Essen und Trinken*

Herr M. kann mit seiner rechten Hand selbständig Speisen und Getränke zum Mund führen. Schwierig ist für ihn z.b. das selbständige schneiden von Fleisch, da ihm dazu die Funktion in seiner linken Hand fehlt. Seine Lebensgefährtin übernimmt diese Aufgabe für ihn.

3.4.6 Häusliches Leben

- *Einkaufen*

Das Einkaufen übernimmt für Herrn M. meist seine Lebensgefährtin. Herrn M. fällt es schwer den genauen Überblick zu erhalten was für das tägliche Leben an Lebensmitteln benötigt wird, da auch das Kochen von der Lebensgefährtin übernommen wird. Am Wochenende gehen Herr M. und seine Lebensgefährtin meist gemeinsam Einkaufen. Herr M. genießt die Unterstützung seiner Lebensgefährtin sehr und verfällt dadurch in eine eher passive Rolle in der gemeinsamen Bewältigung der alltäglichen Aufgaben.

- Mahlzeiten zubereiten

Das Zubereiten und Kochen von Mahlzeiten fällt Herr M. schwer, daher werden diese Tätigkeiten hauptsächlich von seiner Lebensgefährtin übernommen. Durch seine physischen Einschränkungen fällt es ihm schwer, Lebensmittel zu bearbeiten, da er nur seine rechte Hand zu Verfügung hat. Auch das Planen eines Gerichtes und das Organisieren der Hilfsmittel für das Gericht stellt für Herrn M. eine Herausforderung da. Treten Schwierigkeiten während dem Zubereitens von Lebensmitteln auf, fällt es Herrn M. schwer, hierfür adäquate Lösungsstrategien zu entwickeln.

- Hausarbeiten erledigen

Die Haushaltsführung wird überwiegend von seiner Lebensgefährtin übernommen. Einzelne Aufgaben wie z.B. das Ausräumen von der Geschirrspülmaschine oder das Falten von Handtüchern wird von Herrn M. übernommen. Allerdings würden Aufgaben wie das Putzen der Wohnung oder das Entsorgen von Müll Herr M. körperlich überfordern.

3.4.7 Bedeutende Lebensbereiche

- Bezahlte Tätigkeit

Herr M. geht täglich arbeiten und führt seine täglichen Aufgaben dort zufriedenstellend aus. Sein Arbeitsfeld ist auf die Situation und die Kompetenzen von ihm angepasst. Laut eigener Aussage schafft es Herr M. täglich pünktlich auf der Arbeit zu erscheinen und mit seinen Kollegen adäquat zusammenzuarbeiten.

- Unbezahlte Tätigkeit

Herr M. führt keine ehrenamtlichen Arbeiten aus. Er geht jeden Vormittag zur Arbeit bei der Berufsgenossenschaft und den Nachmittag verbringt er meist in der therapeutischen Ambulanz der Godeshöhe.

- Regelung von wirtschaftlichen und finanziellen Angelegenheiten

Laut eigener Aussage und der Aussage der Lebensgefährtin hat Herr M. einen eigenen Überblick über seine finanziellen Mittel. Außerdem weiß er über seine eigenen Versicherungen bescheid, auch wenn er dabei etwas Unterstützung erhält. Wenn Herr M. mit seiner Lebensgefährtin zur Bank fährt, ist er in der Lage selbständig Geld über den Bankautomaten abzuheben. Aufgrund der Antriebsminderung und der führsorglichen Pflege seiner Lebensgefährtin, überlässt er dennoch ihr die meisten Aufgaben.

3.4.8 Gemeinschaftliches, soziales und staatsbürgerliches Leben

- Erholung und Freizeit

Herr M. legt großen Wert auf die aktive Gestaltung seiner freien Zeit mit seiner Lebensgefährtin. Gerne besucht oder empfängt er Freunde um ihnen Bonn und Umgebung zu zeigen. Wenn es Veranstaltungen in der näheren Umgebung gibt, besucht er diese gerne. Eigene Hobbys führt er nicht aus.

- Ausüben religiöser und/oder spiritueller Praktiken

Herr M. und seiner Lebensgefährtin führen kein ausgeprägtes religiöses Leben, daher spielt das ausüben religiöser Praktiken keine große Rolle in ihrem Leben.

3.5. Körperfunktionen

3.5.1 Mentale Funktionen

- Orientierung

Herr M. kann sich in verschiedenen Situationen gut orientieren und hat eine realistische Wahrnehmung in Bezug auf andere Personen. So verhält er sich z.B. dem Therapeuten gegenüber angemessen. Auch die zeitliche Orientierung ist für Herrn M. kein Problem. Er schafft es Termine ein zu halten und weiß z.B. das eine Therapieeinheit 45 Minuten dauert. In der therapeutischen Ambulanz kennt er sich gut aus und weiß wo sich die einzelnen Therapieräume befinden oder wo sich die Toilette befindet.

- Aufmerksamkeit

Die geteilte Aufmerksamkeit ist für Herrn M. eine Herausforderung. In Therapiesituationen wird häufig deutlich, dass er es nicht schafft eine für ihn schwierige Handlung durch zu führen und dabei z.b. zu sprechen. Wenn er etwas sagen möchte muss er seine Handlung kurz unterbrechen. Grundsätzlich kann Herr M. sich über eine gewisse Zeitspanne auf eine Handlung konzentrieren, aber nach einer gewissen Zeit merkt man, dass Herr M. kognitiv erschöpft ist, da er dann immer weniger spricht und immer wider mit seinen Gedanken abweicht und den Anschein macht „zu träumen".

- Funktion des Gedächtnisses

Herr M. weißt teilweise Einschränkungen im Kurzzeitgedächtnis auf. Auf Fragen zur kürzlich gelaufenen Therapien kann er beispielsweise adäquat Antworten. Auch Wenn der Therapeut ihn zu Therapie Situationen befragt die schon eine Woche vergangen sind muss Herr M. kurz überlegen und kann meist auch dann die richtige Antwort geben. Was ihm meist schwer fällt ist bereits erarbeitet Aspekte zu benennen, die er bei einer Handlung erlernt hat zu benennen.

- Höhere kognitive Funktionen

Herr M. weißt im Allgemeinen nur noch wenig kognitive Einschränkungen auf. Was ihm schwer fällt ist einen Handlungsplan zu erstellen, wie er z.B. bei einer bestimmten Handlung vorgeht damit er diese Erfolgreich ausführen kann. Auch fehlt es ihm an der kognitiven Flexibilität Handlungsabläufe zu verändern und somit zu optimieren.

- Mentale Funktionen, die Durchführung komplexer Bewegungshandlungen

Da es für Herrn M. schwierig ist genügend kognitive Flexibilität aufzubringen um Bewegungshandlungen erfolgreich durchzuführen, fällt es ihm schwer Handlungen zu strukturieren und Probleme zu erkennen und adäquat zu lösen. Durch seine Hemiparese auf der linken Körperseite fällt es Herr M. schwer mit seiner mehr betroffenen Seite zielgerichtete Aktivitäten durchzuführen. Durch die Spastik sind die einzelnen Körperstrukturen so fest, dass für Herrn M. nicht alle Bewegungsabläufe möglich sind, auch wenn er diese kognitiv versteht.

- Kognitive sprachliche Funktion

Herr M. weißt keine Einschränkungen im Sprachverständniss auf. Er versteht die Anweisung seitens der Therapeuten und kann Unterhaltungen angemessen folgen. Herr M. ist in der Lage selbst zu sprechen auch wenn er etwas verwaschen spricht. Er kann seine Bedürfnisse ausdrücken und ein Gespräch mit einer anderen Person führen.

- Emotionale Funktionen

Herr M. ist in der Lage verschiedene Gefühlsregungen wie beispielsweise Freude und Trauer wahrzunehmen und diese in seinem Verhalten widerzuspiegeln. So fällt es in der Therapie öfters auf, dass er entweder frustriert über einen Misserfolg einer Betätigungsaufgabe ist, oder auch mit dem Therapeut scherzen und sich freuen kann. Allerdings fällt deutlich auf, dass Herr M. nur vor vertrauten Personen Gefühle zeigt und äußert. Bei Personen die ihm weniger bekannt sind, wie z.B. die Damen an der Therapieplanung verhält er sich zurückhaltend und distanziert.

- Selbstvertrauen

Herr M. macht den Eindruck ein selbstbewusster Mensch zu sein der seinen eigenen Willen durchsetzen kann. Wenn er gemeinsam mit der Therapeutin Ziele für die Therapie festlegt, hat er genügend Selbstvertrauen um diese anzugehen und durchzuführen, auch wenn ihm das ADL Training immer wieder vor große Herausforderungen stellt.

- Motivation

Herr M. ist in Bezug auf eigene Aktivitäten beispielsweise im Haushalt meist eher unmotiviert was sicherlich auch an der führsorglichen Pflege seiner Lebensgefährtin liegt, da diese viele Aufgaben für ihn übernimmt und er sich gerne darauf ausruht. Auch für die einzelnen Aktivitäten in der Therapie muss meist der Therapeut von außen motivieren. Das liegt daran, dass Herr M. Schwierigkeiten hat Probleme in seinem Alltag zu erkennen und nicht die nötige kognitive Flexibilität besitzt diese sinnvoll anzugehen und einen Handlungsplan dafür zu entwickeln.

3.5.2 Sinnesfunktionen und Schmerz

- Funktion des Sehens

Herr M. weißt keine Einschränkungen im Bereich des Sehens auf. Er ist in der Lage Farbe, Größen und Formen zu erkennen. So konnte er z.B. mit dem Nikitinmaterial diverse Formen nach legen. Auf der Arbeit muss er viel am Computer arbeiten und Symbole erkennen.

- Funktion des Hörens

Auch die Funktion des Hörens ist nicht eingeschränkt. Herr M. ist in der Lage zu telefonieren und sein Gegenüber zu verstehen. Er reagiert auf Akustische Reize während der Therapie, wenn es z.b. außerhalb des Therapieraumes laut wird oder gelacht wird, nimmt er dies wahr und reagiert darauf.

- Tiefensensibilität

Herr M. ist in der Lage mit geschlossenen Augen vom Therapeuten vorgegebene Gelenkstellungen an seiner rechten Hand sicher zu benennen. Er kann korrekt wahrnehmen ob sein Zeigefinger gestreckt oder gebeugt ist. Durch den hypertonus ist der linke Arm in der Wahrnehmung der Tiefensensibilität nicht zu beurteilen.

- Funktionen des Tastsinns

Mit geschlossenen Augen ist Herr M. in der Lage mit seiner rechten Hand Oberflächen von einander zu unterscheiden und diese korrekt zu beschreiben. Ebenfalls kann er verschiedene Formen von Objekten ohne visuelle Kontrolle beschreiben. Durch den hypertonus in der linken Hand ist diese nicht zu beurteilen.

- Temperaturempfinden

Bei der Durchführung der Temperaturdiskrimitation wurde deutlich, dass Herr M. mit seiner linken Hand nur schwer unterschiedliche Temperaturen wahrnehmen kann. Mit seiner rechten Hand weißt er keine Einschränkungen auf.

- Wahrnehmung schädlicher Reize

Beim Testen inwieweit Herr M. schädliche Reize wahrnehmen kann, kneife ich vorsichtig bei geschlossenen Augen in seinen betroffenen Arm. Dies spürt und identifizierte er als leichtes Kneifen.

- Schmerz

Bei einer Triggerpunktbehandlung im Rahmen der Ergotherapie wird deutlich, dass Herr M. Schmerzen wahrnimmt. Er reagierte deutlich auf die Reize der Behandlung mit Anspannung seiner gesamten Körperhaltung.

3.5.3 Neuromuskuloskeletale und bewegungsbezogene Funktionen
- Funktion der Gelenkbeweglichkeit

Durch die Spastik auf der linken Körperhälfte ist das aktive und passive Bewegungsausmaß deutlich eingeschränkt. Der linke Arm ist voller Spastik, so dass er kaum bewegt werden kann. Ebenso ist das linke Bein kaum Beweglich und kann somit nur schwer in physiologische Bewegungsabläufe mit eingebunden werden. Die rechte Körperseite von

Herrn M. ist weniger betroffen. Mit dem rechten Arm kann sich Herr M. aktiv Bewegen und viele geforderten Handlungen durchführen. Auch das rechte Bein ist voll Funktionsfähig und kann gezielt beim Gehen eingesetzt werden. Die natürliche Oberkörpervorlage ist durch die Spastik auf der linken Körperseite eingeschränkt, so dass es Herrn M. schwer fällt seinen Oberkörper so nach vorne zu verlagern, dass er beispielsweise mit der rechten Hand in die Nähe seiner Füße kommen würde.

- Funktionen der Muskelkraft

Herr M. ist nicht mehr in der Lage die Muskeln auf seiner linken Körperseiten willkürlich anzuspannen oder zu entspannen. Durch die Erkrankung ist der Muskeltonus auf der linken Körperhälfte von Herrn M. so hyperton, dass sich daraus eine stak ausgeprägte Spastik entwickelt hat. Da Herr M. auf seiner rechten Körperhälfte weniger Betroffen ist, ist er hier in der Lage seine Muskeln willkürlich anzuspannen und somit gezielte Bewegungen auszuführen. Mit seinem rechten Arm kann er genügend Kraft aufbauen um Gegenstände zu manipulieren. Auch sein rechtes Bein kann genügend Muskelkraft aufwenden um beim Gehen ein Großteil seines Körpergewichtes zu tragen oder das linke Bein im Sitzen zu verschieben.

- Funktion des Muskeltonus

Herr M. weist auf seiner linken Körperhälfte einen sehr hohen Muskeltonus auf. Es ist für den Therapeuten eher schwierig den linken Arm bzw. das linke Bein passiv zu bewegen. Durch die richtige Technik und einen erfahrenen Therapeuten gelingt es durch eine Triggerpunktbehandlung die Spastik langfristig etwas zu lösen. Der Tonus im Rumpf ist bei Herrn M. eher zu niedrig. Dies wird deutlich wenn Herr M. sich versucht in der Therapie in den Landsitz zu setzen oder sich auf der Therapiebank von der liegenden Position in die Sitzende Position bringen will.

- Funktionen der Muskelausdauer

In der Therapie wird deutlich, dass viele Bewegungsabläufe wie z.B. das Umlagern auf der Therapiebank in verschiedene Positionen wie Rückenlage, oder Bauchlage nach einiger Zeit sehr anstrengend für ihn ist. Herr M. muss durch die Einschränkung der Spastik so viel Energie aufwenden, dass seine Muskuläre Ausdauer nur für eine begrenzte Zeit ausreicht.

- Funktionen der Kontrolle von Willkürbewegung

Durch die starke Spastik auf der linken Körperseite von Herr M. sind alle koordinierten Bewegungen wie z.B. die Hand-Hand Koordination nicht möglich. Auch jegliche Willkürbewegungen mit der linken Hand sind nicht möglich. Stützfunktion besitzt Herr M. in seiner rechten Hand, da er sich mit dieser z.B. auf seinem Stock oder am Tisch Abstützen kann. Auch die Hand-Auge Koordination kann Herr M. zuverlässig mit seiner rechten Hand durchführen. Er kann er problemlos schreiben.

3.5.4 Andere Funktionen

- Defäkationsfunktionen

Laut Akte liegt bei Herrn M. eine Stuhlinkontinenz aufgrund seiner Erkrankung vor. Herr M. ist nicht in der Lage seine Stuhlentleerung willkürlich zu beeinflussen.

- Miktionsfunktion

Laut Akte liegt bei Herrn M. auch eine Harninkontinenz vor. Er ist mit einem Katheter versorgt.

3.6 Umweltfaktoren - 3.6.1 Produkte und Technologien

- Zum persönlichen Gebrauch im Leben

Herr M. trägt spezielles festes Schuhwerk was persönlich für ihn angefertigt worden ist, um seine Füße beim Gehen zu stabilisieren. Grundsätzlich legt Herr M. Wert darauf möglichst wenig Hilfsmittel zu verwenden. Er besitzt ein Einhänderbrettchen und eine Rutschfolie die er beim Frühstück einsetzt. Außerdem besitzt er eine Greifzange die er benötigt um Gegenstände vom Boden aufzuheben. Um zu Duschen verwendet Herr M. einen Badewannenlifter.

- Zur persönlichen Mobilität drinnen und draußen

Herr M. benutzt für lange Strecken einen Rollstuhl. Für kurze Strecken und zu Hause benutzt er einen Gehstock um selbständig zu Gehen.

- Zur Kommunikation

Herr M. benötigt keine Kommunikationsgeräte, da er selbständig in der Lage ist zu Kommunizieren.

- Für die Erwerbstätigkeit

Auf der Arbeit wurde für Herrn M. eine Einhändertastertur angeschafft welche er benötigt da er nur seine rechte Hand dafür zur Verfügung hat. Ansonsten wurden keine weiteren Veränderungen für Herrn M. vorgenommen.

- Konstruktionen Bauprodukte und Technologien von privaten Gebäuden

Damit Herr M. in seine Wohnung gelangt, muss er zu Fuß 23 Stufen überwinden. In seiner Wohnung befinden sich keine weiteren Stufen oder Treppen. Die Räume bieten genügend Platz, damit Herr M. mit seinem Rollstuhl mobil sein kann.

3.6.2 UnterstÅtzng und Beziehung

Herr M. erhält sehr viel Unterstützung von seiner Lebensgefährtin und ist daher auf kein Pflegepersonal angewiesen. Seine Lebensgefährtin unterstützt Herr M. in allen Lebenssituationen und ermöglicht ihm ein möglichst selbständiges Leben. Herr M. hat außerdem einen engen Freundeskreis die ihn regelmäßig besuchen und mit denen er gerne seine Freizeit verbringt. Da seine Eltern bereits verstorben sind, ist der Familienkreis sehr klein. Mit seiner Schwester hat er einen guten Kontakt. Auf die Hilfe seiner Schwester, aufgrund der Unterstützung durch seine Lebensgefährtin ist er nicht angewiesen.

3.7 Evaluation des bisherigen Behandlungsverlaufes

Herr M. war durch die ICB sehr schwer betroffen. Im akuten Stadium seiner Erkrankung war er kaum ansprechbar und immer sehr schläfrig. Herr M. hat durch die qualitativ gute Therapie sämtlicher Therapeuten und Ärzte einen enormen Entwicklungsprozess gemacht. Heute ist er in der Lage zu Gehen und zu sprechen. Speziell in der Ergotherapie wurden gemeinsam mit ihm viele ADLs erarbeitet und an seiner kognitiven Kompetenz trainiert. Grundsätzlich kann festgehalten werden, dass Herr M. eine große und beeindruckende Entwicklung durchlaufen hat. Im laufe der Zeit machte er immer weiter Fortschritte hinsichtlich seiner Körperfunktionen. Auch wenn die Erfolgserlebnisse und die Entwicklung eher klein sind, können gerade mit der Ergotherapie noch viele Verbesserungen erzielt werden.

4. Ergotherapeutische Problemstellung

Nennung von zwei relevanten Betätigungsproblemen des Klienten:

Problem 1

Während der Durchführung des COPM stellte sich heraus, dass Herr M. seit seiner Erkrankung nicht mehr in der Lage ist, selbständig seine Socken an- und auszuziehen.

- Analyse des Betätigungsproblems

Physisch: Aufgrund der starken Beugespastik in der linken Hand, kann er nur seine rechte weniger betroffene Hand einsetzen. Durch die starke Spastik im linken Bein schafft es Herr M. nur eingeschränkt seinen Oberkörper so weit in Vorlage zu bringen, dass er seine Füße mit der rechten Hand erreichen würde. Das linke Bein ist so stark hyperton, dass es nicht willkürlich bewegt werden kann und sinnvoll zum Socken an- und ausziehen eingesetzt werden kann.

Kognitiv: Herr M. hat Schwierigkeiten eigene Ideen zu entwickeln, wie er das oben genannte Betätigungsproblem angehen kann. Es fällt ihm schwer einen Handlungsplan zu entwickeln und diesen umzusetzten. Ebenso findet er keine adäquaten Lösungen zu eventuell auftretende Probleme während der Betätigung.

Affektiv: Aufgrund der Antriebsverminderung geht er das Betätigungsproblem nicht selbständig an.

Umweltbarrieren: Da Herr M. sehr stark von seiner Lebensgefährtin unterstützt wird, übernimmt sie gerne diese Aufgabe für Herrn M. Allerdings nimmt sie ihm damit auch die Möglichkeit diese Betätigung selbst in Angriff zu nehmen und zu trainieren.

- Stärken des Klienten in Bezug zum o.g. Betätigungsproblem

Herr M. ist motiviert das Betätigungsproblem in Angriff zu nehmen, da er es selbst in der Befundung erwähnt hat, wie gerne er dies wieder selbständig durchführen würde.

Herr M. ist in der Lage mit seiner rechten Hand Gegenstände zu greifen zu bewegen und zu transportieren und hat somit genügend feinmotorische Funktion in der rechten Hand um sich theoretisch Socken anzuziehen. Durch Training ist Herr M. auch kognitiv in der Lage Betätigung zu strukturieren und eine Strategie zu entwickeln, um die Betätigung erfolgreich durch zu führen.

- Fördernde Umweltfaktoren in Bezug zum o.g. Betätigungsproblem

In Bezug auf das Betätigungsproblem sind keine fördernden Umweltfaktoren zu benennen.

- Hemmende Umweltfaktoren in Bezug zum o.g. Betätigungsproblem

Da seine Lebensgefährtin, Herrn M. sehr stark unterstützt, übernimmt sie für ihn viele Aufgaben. Sie unterstützt ihn sehr gerne und möchte ihn durch ihre Unterstützung, dass Leben erleichtern. Durch diese Unterstützung wird Herr M. die Arbeit abgenommen allerdings auch die Möglichkeit zum selbständigen Training des o.g. Betätigungsproblems.

Problem 2:

Während der weiteren Durchführung des COPM stellte sich heraus, dass es für Herrn M. nicht möglich ist, sich selbständig eine Mahlzeit zu bereiten oder gemeinsam mit seiner Lebensgefährtin zu kochen.

- Analyse des Betätigungsproblems:

Physisch: Aufgrund seiner stark ausgeprägten linksbetonten Hemiparese kann Herr M. seinen linken Arm nicht einsetzen. Es fehlt ihm also eine Hand um Lebensmittel zu fixieren um sie dann mit der rechten Hand zu bearbeiten.

Kognitiv: Herrn M. fällt es schwer alle Materialien die er für das Zubereiten einer Mahlzeit benötigt zu organisieren. Das beachten von wichtigen Aspekten beim Zubereiten von Speisen fällt ihm ebenfalls schwer. Zudem findet er keine Lösungsstrategien wenn Probleme während der Handlung auftreten.

Affektiv: Herr M. fehlt es meist an Antriebskraft diese Betätigung selbständig durchzuführen und sich dieser Herausforderung zu stellen.

- Stärken des Klienten in Bezug auf das oben genannten Betätigungsproblem

Herr M. ist selbst sehr motiviert das Betätigungsproblem in Angriff zu nehmen, da er den Wunsch bei der Durchführung des COPM selbst genannt hat.

- Fördernde Umweltfaktoren in Bezug zum o.g. Betätigungsproblem

Herr M. besitzt zu Hause ebenfalls ein Einhänderbrettchen und eine Anti-Rutschfolie.

- Hemmende Umweltfaktoren in Bezug zum o.g. Betätigungsproblem

Die Lebensgefährtin übernimmt auch hier für ihn diese Betätigung, so dass für sein Essen immer gesorgt ist. Herr M. ist nicht gezwungen selbst aktiv zu werden und genießt die Hilfestellung.

- Prognose in Bezug zum o.g. Betätigungsproblem

Aufgrund der ICB und dem lang zurückliegenden Krankheitsereignis wird Herr M. mit Einschränkungen seiner linken Extremität leben müssen. Es ist nicht zu erwarten, dass sein Arm und sein Bein wieder vollständig funktionsfähig werden. Daher setze ich den Schwerpunkt in meiner Therapie auf Kompensationsstrategien um die oben genannte Betätigung sich selbst eine Mahlzeit zubereiten durchzuführen. Aufgrund seiner Hemiparese muss Herr M. in der Therapie neue Strategien erlernen, um möglichst selbstbestimmt leben zu können und um das o.g. Betätigungsproblem durchführen zu können (Sientific Reasoning). Da Herr M. sich stets gerne auf der Hilfestellung seiner Lebensgefährtin ausruht um dadurch selbst weniger aktiv werden zu müssen, ist es wichtig klare Worte zu finden, die ihm verdeutlichen wie bedeutend seine eigene Aktivität im Alltag ist. Denn dies ist Voraussetzung für seine persönliche Weiterentwicklung (Interaktiv Reasoning). Durch die Erkrankung hat sich das Leben von Herrn M. sehr stark verändert. Herr M. war vor seiner Erkrankung gemeinsam mit seiner Lebensgefährtin ein leidenschaftlicher Tänzer. Wegen seiner Erkrankung musste er diese Aktivität niederlegen und andere Interessen finden (Narratives Reasoning). Durch die regelmäßigen Therapien in der therapeutischen Ambulanz hat Herr M. die besten Chancen ein möglichst selbstbestimmtes Leben zu führen. In der Therapie werden mit ihm viele ADLs wie das vorbereiten einer Mahlzeit trainiert und Kompensationsstrategien dafür entwickelt. Die Länge der einzelnen Therapieeinheiten von 45 Minuten bietet genügend Zeit um qualitativ gut mit Herrn M. zu arbeiten (Pragmatisches Reasoning).

- Formulierung und Begründung des vorliegenden Bezugsrahmen

    Da Herr M. unter einer neurologischen Erkrankung leidet, wähle ich für die Behandlung den neurophysiologischen Behandlungsansatz. Herr M. leidet unter sehr vielen bewegungsbezogenen und kognitiven Aktivitätseinschränkungen, die über die Neuroplastizität des Gehirns verbessert werden können.

5. Ergotherapeutische Zielsetzung (siehe Tabelle im Anhang)

6. Planung der Sichtstunde

6.1 Zielsetzungen für die Sichtstunde

Betätigungsziele (SMARTI)	Funktionsziele
1. Für das Kartoffelschälen strukturiert Herr M. innerhalb von 5 Minuten seinen Arbeitsplatz selbständig und nennt mindestens drei wichtige Aspekte, die er dabei beachten muss.	**1.** Herr M. greift in seine Tasche und holt alle Materialien raus, die er benötigt. Er richtet seinen Arbeitsplatz ein und stellt die Materialien für das Kartoffelschälen sinnvoll auf den Tisch, so dass er ergonomisch arbeiten kann.
2. Herr M. wäscht sich innerhalb von 10 Minuten selbständig im Stehen vor dem Waschbecken seine Hände und die Kartoffeln und nennt mindestens drei wichtige Aspekte, die er dabei beachten muss.	**2.** Herr M. richtet sich für das Waschen von seinen Händen gerade vor dem Waschbecken aus. Er füllt sich selbständig Seife auf die weniger betroffene Hand und wäscht beide Hände und jeweils den Handrücken gründlich. Er zieht seine betroffene Hand dabei etwas nach vorne, um diese unter den Wasserstrahl zu halten. Die Kartoffeln wäscht er gründlich mit der weniger betroffenen Hand und erkennt Schmutzstellen auf den Kartoffeln selbständig.
3. Herr M. schält und teilt innerhalb von 10 Minuten mindestens eine Kartoffel gründlich. Er geht dabei strukturiert vor und kann mindestens drei wichtige Aspekte nennen, die er dabei beachten muss.	**3.** Herr M. positioniert das Einhänderbrettchen korrekt auf dem Tisch. Er spießt die Kartoffel sorgfältig auf, so dass sie beim Schälen nicht von der Gabel rutscht. Er verwendet das Messer sinnvoll und stabilisiert die Kartoffeln beim Schneiden zusätzlich mit seinem Daumen. Beim Teilen der Kartoffel schneidet Herr M. dünne Scheiben und setzt das Messer dafür sinnvoll ein.

6.2 Auswahl Aktivität / Betätigung und Art der ET-Intervention

Da Herr M. bei der Durchführung des COPM geäußert hat, dass er früher immer gemeinsam mit seiner Lebensgefährtin gekocht hat und dies auch heute gerne wieder können würde, wählte ich das Vorbereiten einer Mahlzeit als Betätigung für meine Sichtstunde. Herr M. erzählte mir in den Therapien immer, dass seine Frau für das Abendessen etwas mit Kartoffeln vorbereitet und er diese auch gerne isst. Aufgrund dessen entschied ich mich dazu, mit Herrn M. die Vorbereitung eines Kartoffelgratin in der Therapie zu üben. Es handelt sich um eine betätigungsbasierte Intervention, da sich Herr M. mit einer von ihm geäußerten Betätigung beschäftigt und diese trainiert.

6.3 Zeitliche Planung / Inhaltliche Planung / Therapeutisches Verhalten / Begründung des Therapeutischen Verhaltens

Zeit	Inhalt	Therapeutisches Verhalten	Begründung des Therapeutischen Verhaltens
15:00	Begrüßung von Herrn M. im Wartebereich der therapeutischen Ambulanz.	Ich begrüße Herrn M. freundlich und zugewandt. Ich reiche ihm meine Hand zur Begrüßung und signalisiere ihm in welchem Raum die Therapie stattfinden wird.	Die erste Kontaktaufnahme mit Herrn M. ist sehr wichtig. Durch das reichen der Hand signalisiere ich Ihm Professionalität und Respekt gegenüber seiner Person.
15:00-15:05	Kurze Abfrage der heutigen Befindlichkeit.	Ich setze mich Herrn M. gegenüber. Meine Körperhaltung ist freundlich und zugewandt.	Ich möchte somit sein Vertrauen für die heutige Therapie gewinnen und erfahren, ob er eventuell akute Schmerzen hat, die eventuell meine Therapieplanung beeinflussen.
15:05-15:15	Verdeutlichung der Zielsetzung der Therapieeinheit. Besprechung des Ablaufes und Einrichtung des Arbeitsplatzes.	Ich nenne die Zielsetzung der Therapieeinheit und frage Herr M. ob er mir sagen kann, wie der Ablauf für die Vorbereitung des Kartoffelgratin ist. Ich bitte Ihn seinen Arbeitsplatz einzurichten und frage ihn, was er dabei beachten muss. Wenn nötig gebe ich Herrn M. Hilfestellung dabei.	Ich nenne zu Beginn der Therapieeinheit die Zielsetzung um Transparenz für Herrn M. zu schaffen. Ich bitte ihn mir den Ablauf der Vorbereitung des Kartoffelgratin zu nennen, damit Herr M. strukturiert vorgeht und eigenständig einen Handlungsplan aufstellt. Ich frage ihn nach wichtigen Aspekten bei der Einrichtung seines Arbeitsplatzes, damit er diese verinnerlicht.
15:15-15:30	Transport der Kartoffeln zum Waschbecken um dort die Hände und Kartoffeln zu waschen	Ich begleite Herrn M. zum Waschbecken und bitte ihn seine Kartoffeln selbst zu tragen. Ich frage Herr M. vor dem Waschbecken, welche Aspekte	Die räumlichen Gegebenheiten der Ambulanz erfordern von Herrn M, dass er selbständig die Kartoffeln im Gehen transportiert Ich nutze diese Bedingungen für Herrn M. um ihn zusätzlich zum Gehen zu moti-

	Transport der Kartoffeln zurück in den Therapieraum.	er beim Händewaschen und Kartoffelwaschen beachten muss. Ich achte darauf, dass er strukturiert vorgeht und biete, wenn nötig, Hilfestellung. Ich stelle mich dabei rechts neben ihn, damit ich ihm die Schale mit den Kartoffeln von rechts angeben kann.	vieren, da ich weiß das Herr M grundsätzlich ein eher passives Verhalten im Bezug auf das selbständige Gehen zeigt. Ich frage wichtige bereits erarbeitete Aspekte des Händewaschen und Kartoffelwaschens ab, um Herrn M die einzelnen Arbeitsschritte bewusst zu machen. Ich möchte erreichen, dass er seine Handlungen strukturiert.
15:30-15:40	Mindestens eine Kartoffel schälen und in Scheiben schneiden.	Ich frage Herrn M, was er beim Schälen beachten muss, Eventuell biete ich ihm dabei Hilfestellung, wenn nötig. Ich lege Wert darauf, dass Herr M. strukturiert vorgeht und eine angemessene Technik beim Schälen anwendet. Ich achte darauf, dass der Arbeitstisch von Herrn M. die richtige Höhe hat, damit er gut arbeiten kann. Außerdem achte ich auf seine Körperhaltung beim Schälen und weise wenn nötig darauf hin.	Ich möchte, dass Herr M. wichtige Aspekte des Schälens verinnerlicht und frage diese deshalb ab. Ich achte bei Herrn M. auf seine Körperhaltung da er schnell in sich hinein sackt und somit eine ungünstige Position für die Betätigung einnimmt. Die richtige Tischhöhe ist wichtig, damit Herr M. gute Bedingungen für die Ausführung seiner Betätigung hat. Ich achte darauf, dass er strukturiert vorgeht, da Herr M. Schwierigkeiten damit hat einen adäquaten Handlungsplan durchzuführen.
15:40-15:45	Aufräumen des Arbeitsplatzes, kurze Reflexion der Therapie und Vorausschau der weiteren Therapie.	Beim Aufräumen des Arbeitsplatzes biete ich Hilfestellung. Ich hebe positive Aspekte der Therapie hervor und verdeutliche an welchen Aspekten noch gearbeitet werden kann. Ich gebe einen kurzen Überblick, wie die Therapie weiter verlaufen wird.	Ich helfe Herrn M. beim Aufräumen des Arbeitsplatzes, da mein Fokus zunächst auf den vorherigen genannten Punkten liegt und ich Herrn M. nicht überfordern will. Ich hebe positive Aspekte der Therapie hervor, um Herrn M. zu motivieren. Ich verdeutliche ihm wie es in der gemeinsamen Therapie weiter gehen wird, um ihn auch dafür zu motivieren.

6.4 Sozialform / Methode / Medium

Für die Therapie mit Herrn M. wähle ich die Einzeltherapie, da ich somit ganz individuell auf sein Betätigungsproblem eingehen und eine angemessene Therapie gestalten kann. Die Therapie basiert auf der kompetenzbasierten Methode. Ziel nach mehreren Therapieeinheiten ist, dass Herr M. selbständig ein Kartoffelgratin vorbereiten kann. Als Medium verwende ich ein Einhänderbrettchen, welches Herr M. selbst besitzt und eigens für die Therapie mitbringt.

6.5   Material / Werkzeug / Hilfsmittel

Für die Sichtstunde benötige ich das Einhänderbrettchen, eine Antirutschfolie, Kartoffeln, zwei Messer und zwei Tupperschüsseln. Welche Herr M. selbständig von sich zuhause mitbringt, damit die Therapie unter möglichst realistischen Bedingungen stattfinden kann. Im Therapieraum befindet sich ein Tisch und ein Stuhl an dem Herr M. im Sitzen arbeiten kann.

6.6   Arbeitsplatzgestaltung

Herr M. wird im vorderen Drittel des Therapieraumes vor dem Tisch und der großen Fensterfront arbeiten. Der Arbeitsplatz ist strukturiert. Das bedeutet, dass das Einhänderbrettchen leicht nach rechts verschoben vor ihm liegt, damit er optimal mit seiner rechten Hand arbeiten kann. Die Tupperschüsseln stehen gut erreichbar vor ihm. Das Messer liegt griffbereit an der rechten Seite des Brettchen. Der Raum ist hell und gut beleuchtet, so dass Herr M. gute Arbeitsbedingungen hat. Bevor die Therapie beginnt achte ich darauf, dass alle Stolpergefahren, wie z.B. Kabel von der Bank beseitigt sind. Ich achte ebenfalls darauf, dass der Arbeitstisch von Herrn M. festgestellt ist und nicht rollen kann, sollte sich Herr M. daran festhalten müssen. Meine Anleiterin und Dozentin bitte ich, sich mit etwas Abstand seitlich an meine rechte Seite zu setzten, somit erhalten beide Personen einen guten Überblick über die Situation und Herr M. hat genügend Raum sich frei zu bewegen.

7.   Vorschläge für weiteres ergotherapeutisches Vorgehen

Mit Herrn M. sollte meines Erachtens weiter daran gearbeitet werden, seine Handlungsabläufe zu strukturieren, um ihm ein Bewusstsein dafür zu schaffen und seine kognitiven Einschränkungen zu verbessen. Damit er zukünftig selbständiger arbeiten kann. Speziell auf die Betätigung meiner Sichtstunde, könnte ein weiteres Ziel sein, an der Schnelligkeit des Kartoffelschälens zu arbeiten, da Herr M. sehr viel zeit dafür benötigt, was sich sicherlich in vielen seiner Handlungen wiedererkennen lässt. Außerdem sollte mit Herrn M. weiterhin an der Zubereitung des Kartoffelgratin gearbeitet werden, dazu gehört z.B. das Aufräumen des Arbeitsplatzes, die Zubereitung der Soße für das Gratin, das Befüllen der Auflaufform und die Einstellungen des Ofens sowie das Tischdecken. Im weiteren Verlauf der Therapie sollte es für Herr M. möglichst um Verbesserung von ADLs gehen, wie z.B. das selbständige an- und ausziehen von Socken oder einer Hose. Grundsätzlich wird für Herrn M. neben den körperlichen Einschränkungen, die ihm die Durchführung der ADLs erschweren, auch immer das kognitive Training in Bezug auf die ADLs wichtig sein. Zudem ist es bei Herrn M. immer wichtig seine Lebensgefährtin mit zu beraten und sie zu ermuntern Herrn M nicht alles ab zu nehmen um seine Eigenaktivität zu fördern. Ein Hausbesuch ist ebenfalls sinnvoll, um die häuslichen Bedingungen für Herrn M. einschätzen zu können.

Anhang I (Tabelle: Ergotherapeutische Zielsetzung)

Richt- Rehaziel Betätigungsziel	Grobziele Betätigungsziele	Feinziele Betätigungsziele
	Nach vier Therapieeinheiten strukturiert Herr M. innerhalb von 10 Minuten seinen Arbeitsplatz selbständig und ohne Hilfestellung.	Nach einer Therapieeinheit benennt Herr M. drei wichtige Aspekte die bei der der Gestaltung des Arbeitsplatzes wichtig sind.
		Nach zwei Therapieeinheiten breitet er selbständig die Antirutschfolie für das Einhänderbrettchen auf dem Tisch aus und stellt das Einhänderbrettchen darauf ab.
		Nach einer Therapieeinheit öffnet Herr M. die von ihm mitgebrachten Tupperschüsseln selbständig.
Laut Akte: Verbesserung der ADLs und der kognitiven Flexibilität	Nach drei Therapieeinheiten wäscht sich Herr M. innerhalb von 3 Minuten selbständig und ohne Hilfestellung im Stehen gründlich beide Hände mit Seife und Wasser.	Nach zwei Therapieeinheiten benennt Herr M. mindestens drei Aspekte, die er beim Händewaschen beachten muss.
		Nach einer Therapieeinheit richtet Herr M. sich gerade vor dem Waschbecken aus und wäscht sich jeweils von beiden Händen mit einer zuvor erarbeiteten Technik beide Handrücken.
		Nach einer Therapieeinheit zieht Herr M. seine mehr betroffene Hand mit seiner weniger betroffenen Hand so weit unter den Wasserhahn, dass seine mehr betroffene Hand vollständig mit Wasser bedeckt wird, um diese zu säubern.
	Nach drei Therapieeinheiten schält Herr M. innerhalb von 10 Minuten mindestens eine Kartoffel und schneidet sie in dünne Scheiben	Nach einer Therapieeinheit benennt Herr M. mindestens vier wichtige Aspekte die er beim Schälen und Teilen der Kartoffel beachten muss.
		Nach einer Therapieeinheit steckt Herr M. die Kartoffel fest genug auf die Gabel des Brettchens und schält die Schale der Kartoffel dünn ab und verwendet dabei eine adäquate und mit ihm zuvor erarbeite Handhabung des Messers.
		Nach einer Therapieeinheit steckt Herr M. die Kartoffel ausreichend auf die Gabel des Einhänderbrettchens, um sie dann in dünne Scheiben zu teilen.

Betätigungsziele werden nach SMART formuliert. Zeitangaben in Jahre/Monate/Wochen/Tage oder Therapieeinheiten (TE)

Anhang II (Skizze Arbeitsplatz) - für die Publikation entfernt

Anhang III (Literaturverzeichnis)

Andreae, Susanne; von Hayek, Dominik; Weniger, Jutta:
Gesundheits- und Krankheitslehre für die Altenpflege. 3. Aufl., Stuttgart 2011, Thieme Verlag.

AOK (Internet):
https://www.aok.de/bundesweit/gesundheit/beschwerden-nach-koerperregionen-49220.php?
action=detail&id=136. Zugegriffen November 2015.

Diener, Hans-Christopher; Hermann, Dirk Matthias, Steiner; Thorsten:
Vaskuläre Neurologie – zerebrale Ischämien, Hämorrhagien, Gefäßmissbildungen, Vaskulitiden und vaskuläre Demenz. 1. Aufl., Stuttgart 2010, Thieme Verlag.

Hacke, Werner:
Neurologie. 13. Aufl., Heidelberg 2010, Springer Verlag.

Hacke, Werner; Schellinger, Peter; Schwab, Stefan; Unterberg, Andreas; Werner, Christian:
Neurointesiv. 2. Aufl., Berlin, Heidelberg 2012, Springer Verlag.

Kolloch, Rainer; Rosenthal, Julius:
Arterielle Hypertonie. 4. Aufl., Berlin, Heidelberg 2004, Springer Verlag.

Raabe, Andreas; Rohde, Veit:
Vaskuläre Neurochirurgie - Funktionelle Neurochirurgierterielle Hypertonie. 1. Aufl., Stuttgart 2011, Thieme Verlag.

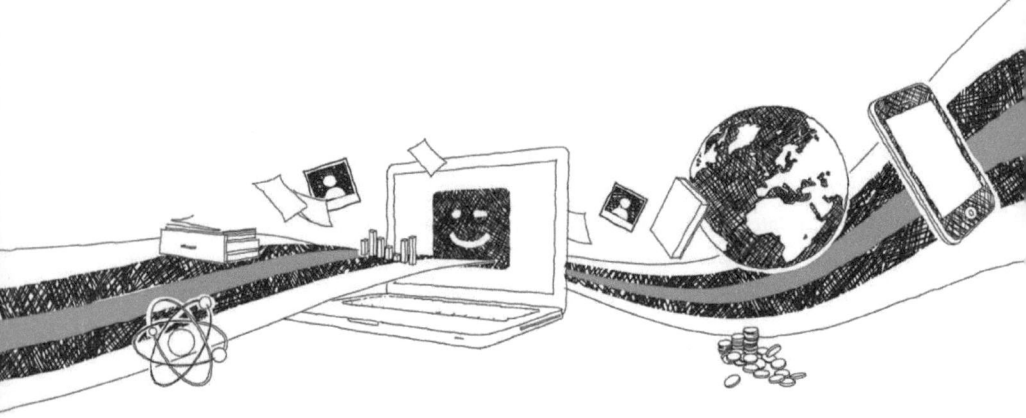
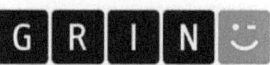